U0237183

认识食管癌

——食管癌早诊早治30问

主　　编：施　宏

副主编：王洋郁　王　敏

秘　　书：董芳芬

编　　委：陈丰霖　田毅峰　庄则豪

　　　　　杨春康　付肖岩　林　晖

　　　　　陈进忠　陈相波　许燕常

　　　　　赖亚栋　林　栋　吴联晖

　　　　　蒋　琪　蔡奇志　黄　贺

海峡出版发行集团　福建科学技术出版社

THE STRAITS PUBLISHING & DISTRIBUTING GROUP　FUJIAN SCIENCE & TECHNOLOGY PUBLISHING HOUSE

图书在版编目（CIP）数据

认识食管癌：食管癌早诊早治30问 / 施宏主编. —福州：福建科学技术出版社，2022.11（2024.12重印）

ISBN 978-7-5335-6711-8

Ⅰ.①认… Ⅱ.①施… Ⅲ.①食管癌 – 诊疗 – 问题解答 Ⅳ.①R735.1-44

中国版本图书馆CIP数据核字（2022）第061087号

书　　名	认识食管癌：食管癌早诊早治30问
主　　编	施宏
出版发行	福建科学技术出版社
社　　址	福州市东水路76号（邮编350001）
网　　址	www.fjstp.com
经　　销	福建新华发行（集团）有限责任公司
印　　刷	永清县晔盛亚胶印有限公司
开　　本	889毫米×1194毫米　1/32
印　　张	3.75
字　　数	70千字
版　　次	2022年11月第1版
印　　次	2024年12月第3次印刷
书　　号	ISBN 978-7-5335-6711-8
定　　价	24.00元

书中如有印装质量问题，可直接向本社调换

序

　　我国是食管癌发病率和死亡率最高的国家，全球食管癌有一半以上发生在中国，给国民健康带来沉重负担。

　　早期发现食管癌并及时进行诊治，切除病变，不仅可以明显减少肿瘤远处转移的风险，还能避免开胸大手术，减少不必要的创伤。由于很大一部分食管癌在早期没有任何临床症状或临床症状不典型，导致大部分食管癌发现时即为中晚期，预后差，严重影响患者生活质量。

　　有鉴于此，我院内镜中心施宏主任组织福建省抗癌协会肿瘤内镜学专业委员会的专家，结合大量临床实际工作经验和国内外研究现状，在前期消化道早诊早治科普系列读物——《预防胃癌的第一步——全面防控幽门螺杆菌感染》《远离大肠癌——大肠癌早诊早治三十问》的基础上，精心编写了《认识食管癌——食管癌早诊早治 30 问》这本科普读物。

　　本书图文并茂，以通俗易懂的文字配上生动形象的漫画，对大众关注的食管癌医学知识进行讲解，阐明这些问题背后蕴含的科学道理。本书从基础知识、早期诊断、早期治疗三大模块，以新颖、有趣的提问方式提出大众生活中对食管癌常见医学知识的困惑，如"食管癌会遗传吗？""早期食管癌有症状吗？""为什么一发现就是中晚期？""哪些人应该做内镜筛查食管癌？""食管癌术后如何进行饮食调理？"等，为大众答疑解惑，提高对食管癌的认识。

对广大读者来说，这种直观、有趣、立体的提问方式，加上色彩鲜明、生动形象的漫画，能够引起读者的共鸣和兴趣。本书的出版，将有助于加强大众对食管癌的基本认识和早诊早治意识，也有助于增强大众对内镜诊疗的接受和认可，提高食管癌早诊早治水平。

刘景丰

教授，主任医师，博士研究生导师

福建省肿瘤医院党委书记

2022 年 9 月

目录

CONTENTS

早期治疗篇 63 »

附 100 »

基础知识篇

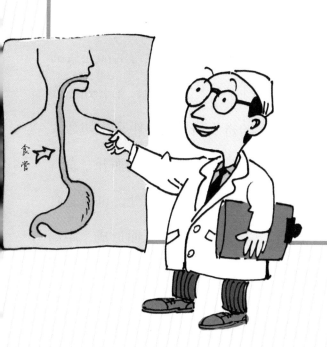

食管

1. 什么是食管，食管有哪些功能

食管，简单来说是"输送食物的管道"，连接咽部和胃，不仅能将口腔中咀嚼完成的食物输送至胃进行储存和消化，同时也防止胃内的食物和水反流入食管。

食管长 25 ~ 30cm，自颈部起始，途经胸部，最后在上腹部与贲门相融合。食管并不是像我们常见的管子一样又圆又直，而是存在 3 处狭窄的地方：第 1 处在颈部食管起始之处，也就是与咽部连接的地方，距离中切牙（门牙）大约 15cm；第 2 处在胸部，是受左侧支气管的挤压而形成，距离中切牙大约 25cm；人体的胸腔和腹腔由膈肌分隔而开，食管的第 3 处狭窄就是在胸腔与腹腔交界处，也就是食管穿过膈肌的地方，是受膈肌的挤压而形成，距离中切牙大约 40cm。

　　在生活中，我们常看到有患者因为鱼刺、枣核和鸡骨头等异物卡在食管而急得不可开交，这些异物最容易卡顿的位置就是上面说的 3 个狭窄之处。同时，这 3 个狭窄之处也是食管癌的好发部位。

　　输送食物是食管的首要功能。食管不仅在咽部和胃之间充当一座桥梁，而且能依靠自身蠕动主动地将食物和水从咽部推向胃部。食团进入食管后，食团下面的食管平滑肌会自行舒张，为食团的到来预留出空间，食团上面的食管平滑肌则会自行收缩，像是在驱赶着食团前进。正是在食管不同位置舒张、

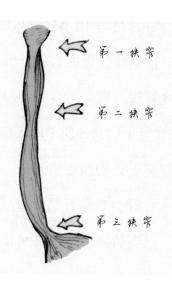

第一狭窄

第二狭窄

第三狭窄

收缩的协调合作下，我们吞咽的食物和水才能一路顺畅地从咽部走到胃。如果食管不能根据食团的行进协调地收缩、舒张，则会导致食管动力障碍性疾病，进而导致吞咽困难。由于食管癌或食管瘢痕形成等导致食管局部狭窄，也可能损害食管输送食物的功能，导致吞咽困难。

食管向胃部输送食物之路是一条"单行道"，防止胃内食物反流是食管的另一个重要功能。在不进食的情况下，食管下段与胃交界区的平滑肌持续收缩，形成一个"高压带"，医学上称为食管下段括约肌。食管下段括约肌关闭了食管和胃之间的"大门"，有效地防止了酸性胃内容物反流入食管。当咽下的食团从食管进入胃时，食管下段括约肌才短暂地开放。如果食管下段括约肌平时不能正常收缩，就会导致胃食管交界处的高压带消失，酸性的胃内容物长期反流入食管会对食管黏膜造成损伤，导致反流性食管炎、巴雷特食管等，并可能增加食管腺

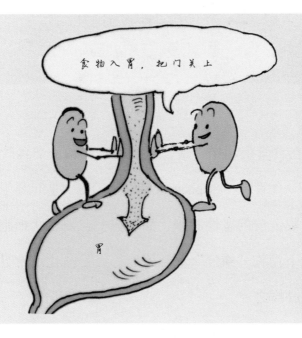

癌的患病风险。

因此，食管不仅是口腔和胃之间输送食物的管道，而且能够协调地推动食物进入胃，并有效防止胃内容物反流。我们每日能正常地进食，离不开健康的食管正常地发挥功能。

2. 什么是食管癌

在食管疾病中，最让人担心和惧怕的非食管癌莫属。食管癌（esophageal cancer，EC）是起源于食管黏膜上皮的恶性肿瘤，病理类型包括鳞状细胞癌（以下简称"鳞癌"）、腺癌等，是消化道常见的恶性肿瘤之一。

食管的管壁由内向外可以分为黏膜层、黏膜下层、肌层和外膜4层，而黏膜层由内向外又可以分为上皮层、固有层和黏膜肌层3层，其中上皮层与固有层的分界在医学上称为基底膜。食管癌是由食管壁最内层的上皮层细胞癌变导致的。正常上皮在局部炎症反应或致癌因子的刺激下可能发生良性增生，反复良性增生可能导致部分正常的上皮细胞"叛变"，成为具有癌变可能的"恶性细胞"。"恶性细胞"在早期局限在"上皮层"内部，没有突破基

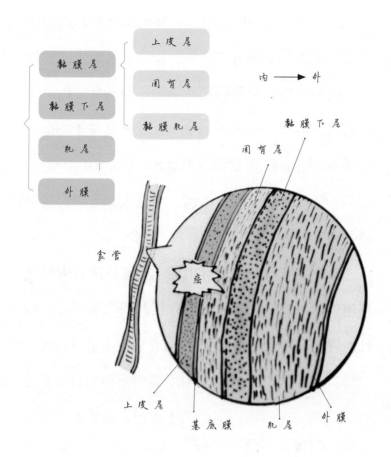

底膜，这个阶段称为异型增生或上皮内瘤变；如果

"恶性细胞"继续生长、蔓延突破基底膜，即发生癌

变。这就是正常上皮组织在致癌因子的作用下由良

性增生转变为异型增生，再由异型增生进展为癌的

过程。

正常食管的上皮层细胞在显微镜下形态类似于鳞片，在医学上称为"鳞状上皮"，起源于食管鳞状上皮的癌即为食管鳞癌。鳞癌是我国食管癌最主要的病理类型（占 90% 以上），尤其高发于河南、山西、河北南部、福建沿海等地区，可能与年龄增长、吸烟、饮酒、热烫饮食习惯、吃剩饭和腌制食物习惯等因素有关。

胃的上皮形态与食管不同，是更适应胃内酸性环境的腺上皮。如果食管下段括约肌功能不足，酸性的胃内容物会反流入食管，对食管上皮造成损伤。

长此以往，食管下段与胃交界处的上皮便由鳞状上皮转化为与胃内上皮类似的腺上皮，以便更适应酸性环境，这种病理改变在医学上称为"巴雷

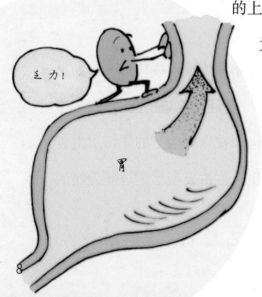

特食管"。在胃酸或其他致癌因子的进一步刺激下，巴雷特食管的腺上皮可能会发生良性增生、异型增生和癌变，这就是食管腺癌的发病过程。食管腺癌是西方国家食管癌的主要类型，其发病主要与年龄增长、肥胖、胃食管反流等因素相关。我国随着经济社会的发展和饮食习惯的部分西方化，巴雷特食管和食管腺癌的发病率亦有一定增高的趋势。

由此可见，无论食管鳞癌还是腺癌，都不是在一朝一夕发生的，而是正常的食管上皮在致癌因子的长期刺激下逐步进展而来的。因此，改变不良生活和饮食习惯可以避免部分食管癌的发生；高危人群定期做胃镜检查，可以在癌前阶段和早期阶段发现食管癌。

3. 我国食管癌发病情况如何

食管癌的发病率和类型在不同地区具有显著的差异。从全球来看，东亚地区和东非地区食管癌发病率最高，且病理类型主要为鳞癌；欧洲和美洲地区食管癌发病率相对较低，而病理类型主要为腺癌。

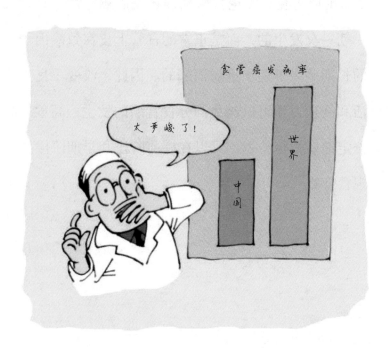

我国是食管癌发病率和死亡率最高的国家之一，食管癌癌情严峻，给国民健康带来了沉重负担。2018 年流行病学数据显示，我国食管癌发病率（13.9／10 万）和死亡率（12.7／10 万），在恶性肿瘤中分别居第 5 位和第 4 位。全球食管癌有一半以上发生在我国；每年因食管癌死亡的患者中，约有一半是中国人。

　　我国食管癌发病率地区差异显著，高发区与周边的相对低发区形成鲜明对比，构成我国食管癌最典型的流行病学特征。

　　2014 年全国 32 个肿瘤登记中心收集汇总资料发现，包含河南、河北、山西、山东泰山、山东济宁、山东菏泽、安徽北部、江苏苏北等的太行山脉周边地区是我国范围最广的食管癌高发地区。其形成的

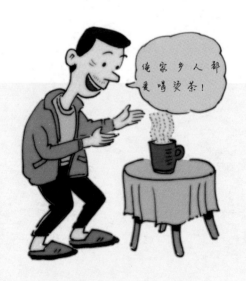

俺家乡人都爱喝烫茶！

原因可能包括种族和遗传、热烫饮食、吸烟饮酒、长期食用含致癌物质的食物等；其他散在的高发地区包括四川南充、四川盐亭、广东汕头、福建沿海、新疆伊犁、江苏扬中和甘肃武威等地区，这些高发区的成因可能与中原移民或当地喝烫茶等不良生活习惯相关。

我国食管癌发病率最高的地区为河北省磁县，发病率是我国平均水平的 6 ~ 7 倍，超出全球平均水平 10 倍，其次是江苏省扬中市和山西省阳城县。食管癌死亡率最高的是扬中市，其次为磁县和阳城县。

高发区的居民移居到低发区后，食管癌仍然保持相对高发，可高于当地居民 5 ~ 8 倍，因此长期居住或祖籍在上述食管癌高发地区的居民必须绷紧这根弦，重视食管癌的预防和早诊早治，远离可能导致食管癌的不良生活习惯，并积极地进行食管癌筛查。

5. 食管癌发病率增加的相关因素是什么

　　国外食管癌高发区高质量流行病学研究已得出多种与食管癌发病率增加相关的人口学、生活习惯和环境因素的结论。不同的研究结果有所差异，研究提示，收缩压、室内空气污染、牙齿丢失 ≥ 4 颗和收入低等因素为食管鳞状上皮异型增生的独立危险因素。另外有研究提示摄入热茶是食管癌发病的独立风险因素，并且与那些不吸烟、不喝酒的人相比，爱喝滚烫的茶且每天摄入至少 15g 酒精的人患癌症的风险增加了 4 倍。中国食管癌内镜筛查项目（endoscopic screening foresophageal cancer in China，ESECC）研究初步结果显示：低体重指数、进食过快和经常食用剩饭为食管鳞癌及重度异型增生的危险因素。

　　大量流行病学研究表明，食管癌的发生是先天遗传和后天环境多种因素共同作用的结果。那么究竟为何食管癌如此"青睐"我国？目前认为主要有以下几个方面原因。

（1）种族和遗传

不同种族人群食管癌易感性有较大差异。食管癌在中国、日本、印度尼西亚等黄色人种当中发病率较高，而北美、欧洲、大洋洲等地的高加索人种（白色人种）则发病率较低，但移民至当地的亚裔人群食管癌发病率依旧较高。此外，食管癌具有比较明显的遗传倾向和家庭聚集现象，如父母患食管癌，子女发病风险则显著上升，高发地区连续三代或三代以上出现食管癌患者的家庭屡见不鲜。高发区的居民移居到低发区后，食管癌仍然保持相对高发，可高于当地居民5～8倍。由此可见，种族和遗传因素对食管癌的发生起着重要的作用，而黄种人和高发地区居民存在易患食管癌的遗传背景。

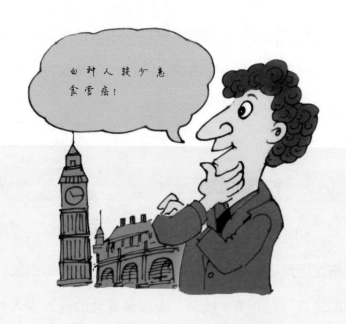

（2）　热烫饮食

与其他国家的人相比，中国人更喜欢"趁热喝""趁热吃"，殊不知食管癌会专门盯着喜欢"趁热"的人。消化道黏膜的温度大概在 37℃左右，而食管黏膜能耐受的最高温度是 50 ~ 60℃。我们经常食用的火锅底汤可达 120℃，刚沏好的热茶温度可高达 90℃，刚煮好的饺子、面条高达 80℃。饮食过热会造成食管慢性灼伤、黏膜上皮细胞受到持续反复的刺激，容易发生增生和异型增生，而这正是诱发食管癌的重要因素。世界卫生组织已经将65℃以上的热饮明确列入了致癌物行列，我国许多食管癌高发地区，如河南、福建沿海地区等，都有喝热茶的习惯。

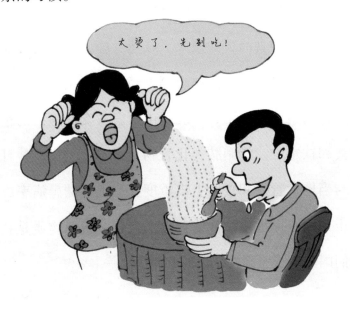

太烫了，先别吃！

（3） 吸烟饮酒

吸烟和饮酒可导致多种癌症风险增加，食管癌也不例外。烟草中的有害成分和酒精均可对食管黏膜上皮造成刺激，长此以往，导致增生、异型增生和癌变。

（4） 长期食用含致癌物质的食物

亚硝酸盐的体内代谢产物亚硝胺是一种强致癌物质。腌制食品，如咸菜、咸鱼、腌肉、虾酱等亚硝酸盐含量较新鲜食材更高。经研究人员检测，在太行山南段的河南、河北、山西三省交界地区的粮食和饮水中，亚硝胺类化合物含量显著增高，并且与当地食管癌和食管上皮重度异型增生的患病率成正比。这提示，日常饮食中摄入较多致癌物质是我们国家食管癌高发区形成的原因之一。

6. 食管癌会遗传吗

我国的食管癌有着独特的地理分布特点，以太行山南段的河南、河北、山西三省交界地区的发病率最高。经过对这些食管癌高发地区的调查发现，食管癌的发病常表现出家庭聚集性，比如一个家庭，出现两个或以上成员患食管癌。有的患者是自己的父母以前就因为食管癌去世的，或者自己的妻子是食管癌，自己也检查出食管癌。也就是说，在一个家族内，食管癌可以在同一代或连续 2 ~ 3 代内发生。

在食管癌高发区，25% ~ 50% 的患者家庭中会出现其他的食管癌病例，其中父系最高，母系次之，旁系最低。但这仅表明有家族史的人患食管癌风险增高，并不是说上辈人患食管癌，下辈人就一定"遗传"食管癌。

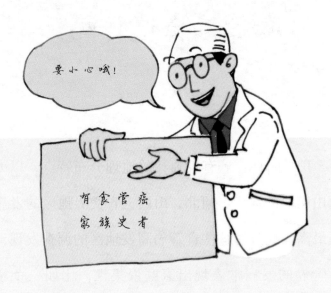

食管癌的发病与多种因素有关，例如化学因素、物理刺激因素、营养因素及遗传因素等。如果说一个人他的父母患有食管癌，一方面是遗传因素，另一方面因为大量的时间生活在一起，接触到的东西以及饮食习惯都相似，那么他患食管癌的概率比其他人会增大。食管癌这种明显的家族聚集现象，究竟是遗传因素导致，还是因共同生活导致，尚未有定论。

所以，在了解了遗传因素及家族聚集性这两个危险因素后，有食管癌家族史的 40 岁以上人群，应该注意定时到医院进行胃镜检查，日常饮食也应该注意，避免过热、过硬以及腌制食物，多吃新鲜的蔬菜、水果，适当补充肉蛋类，增加营养摄入，防止食管癌的发生。

7. 如何预防食管癌

想知道怎样才能预防食管癌，我们首先要注意食管癌的易感因素，即哪些因素可能使我们更容易患上食管癌。

首先，生活中常吃的腌制物中的亚硝胺、装修材料中含有的乙醛以及霉变食物中的黄曲霉毒素这些都是我们目前已经确认的致癌物。第二，长期吸烟和饮酒、喜食粗糙和过烫的食物等会对食管黏膜产生慢性刺激，这些均导致食管癌的发生率增高。此外，年龄增长、遗传因素、地域原因以及维生素的缺乏，也是食管癌的危险因素。

了解了食管癌的易感因素，那么应该如何预防呢？我们可以从以下几个方面入手：

◆ 少吃腌制食品和剩饭剩菜，减少亚硝胺的摄入。

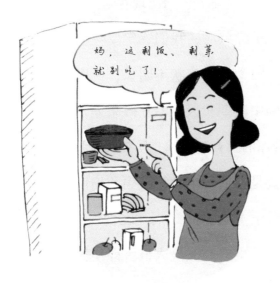

◆不抽烟、少喝酒。香烟里面含有大量的致癌物质，不仅导致食管癌，也导致肺癌、胃癌等多种癌症，对心血管系统也有损害，对身体可以说是"百害而无一利"。

◆少吃粗糙、过热食物。长期食用过热食物，使食管黏膜受到持续的刺激，黏膜越来越厚，对热刺激变得不敏感，导致出现经久不愈的食管炎，这种食管炎很可能发展为食管癌。

◆按时作息，适量运动，控制体重。

◆早期胃镜筛查。当出现吞咽困难、食物反流、吞咽疼痛等症状时，我们一定要警惕中晚期食管癌的发生。因为早期症状不明显，所以出现症状时往往已经到中晚期阶段，治疗效果差，预后不良。因此，食管癌的筛查与早诊是防控食管癌的重要措施。胃镜检查是早期发现食管鳞癌和癌前病变最有效的手段。对于 40 岁以上、居住在食管癌高发地区、有食管癌家族史的高风险人群，即使没有任何症状和不适，也应该定时进行胃镜检查，筛查食管癌。

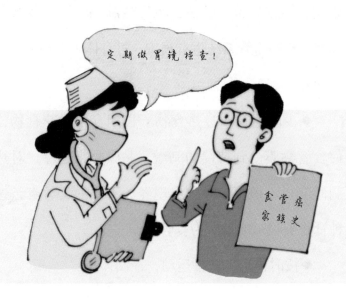

早期诊断篇

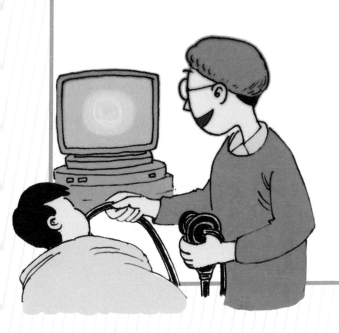

8. 什么是早期食管癌

食管是连接咽部与胃的中空管道，进食后，食物和液体会快速通过这条管道进入胃，所以饮食习惯对食管有着一定的影响。食管由内向外可分为黏膜层、黏膜下层、肌层和外膜。食管癌都是起源于黏膜层，继而向四周生长，而局限于黏膜内或黏膜下的肿瘤就是我们通常说的早期食管癌。临床上又可以根据病变在黏膜层的深度进行详细的分期。

早期食管癌和癌前病变阶段的患者一般没有典型症状，可在吞咽时有胸骨后不适、针刺样或牵拉样轻微疼痛，尤其以进食粗糙、过热或刺激性食物时显著；食物通过缓慢并有停滞的感觉或轻度哽噎感。上述症状时轻时重，持续时间长短不一，甚至可以无症状。

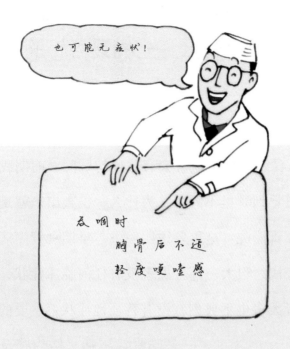

食管鳞状上皮不典型增生是食管癌的重要癌前病变，从不典型增生发展到癌变一般需要几年甚至十几年的时间。正因为如此，一些食管癌是可以早期发现并可以完全治愈的。对于吞咽不畅或有异物感的患者应尽早地进行胃镜检查，高危人群即使无症状也应该进行胃镜筛查，以便发现早期食管癌或癌前病变。随着内镜技术和早诊理念的普及，食管癌的早期诊断率不断提高。

早期食管癌有症状吗？
为什么一发现就是中晚期

食管癌患者经常会有这样的疑问，前期我并没有感觉到哪里不舒服，为什么一检查出来就是中晚期食管癌呢？这里要说明一下，早期食管癌病灶比较表浅，很大一部分患者没有任何临床症状，有症状者大多也不典型，没有特征性症状，主要的表现是胸骨后不适、烧灼感及针刺或牵拉样痛，可有食物通过缓慢、滞留或轻度哽噎感。也就是我们平时说的"心口窝不舒服""嗓子不舒服"这些情况。这些症状时轻时重，持续的时间长短也不同，甚至可以没有症状。平时人们并不会加以重视，更不会把身体出现的这些"警报"与食管癌联系起来。何况这些症状也可以在别的疾病中出现，没有明确的指向性，这就使得食管癌的早期发现比较困难。

当到了中晚期，癌细胞会逐渐累及整个食管甚至侵犯食管周围的器官。癌细胞堵住我们食管的管腔，当我们吃东西时，食物就变得"难以下咽"。随着病情的进展，难以下咽的食物就由固体食物发展至液体食物，这就是我们所说的"进行性吞咽困难"，这是中晚期食管癌的典型症状。按照我们的就医习惯，通常出现这种症状时才会就医，这就导致很大一部分患者食管癌发现时已经是中晚期了。

除了进行性吞咽困难之外，常见的中晚期症状还有食物反流及下咽疼痛等，这些症状的出现都是我们就医的原因。仔细回想，当在出现这些症状之前，我们身体已经对癌症有了"预警"，胸口闷、反酸水和嗓子不舒服等症状都是我们身体发出的警报。当身体出现这些轻微不适时，我们也不能忽视，一定要及时就医并进行各项检查。当然，对于居住在高发地区、长期抽烟、喝酒、有食管癌家族史等易感因素的高危人群来说，即使没有任何症状，也提倡定时去医院做胃镜进行筛查。毕竟癌症不是一朝一夕形成的，只有早发现才能做到早治疗。

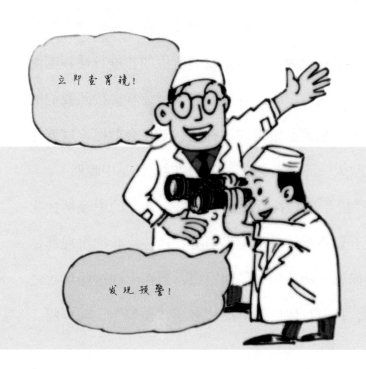

10. 为什么要早期诊断食管癌

　　早期发现食管癌，可以通过消化内镜下微创技术进行治疗。内镜治疗早期食管癌的技术日益成熟，获得与传统外科手术同样的治疗效果。

　　更重要的是，与传统外科手术相比，这种微创手术的优点更多：微创手术操作相对简单，手术时间较外科手术明显缩短，手术费用明显减少，风险

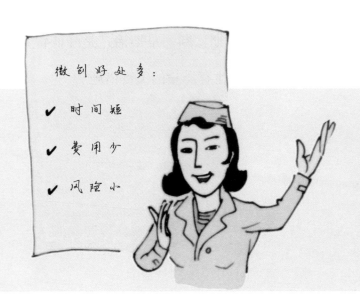

微创好处多：

✔ 时间短

✔ 费用少

✔ 风险小

相对较小，可以明显缩短住院时间，并且术后恢复明显加快，术后 48 小时就可以开始进食，手术没有改变食管大体解剖结构，能够明显提高患者术后生活质量。

早期发现食管癌并及时去医院进行诊治，切除病变，不仅可以明显减少患者远处转移风险，而且能够避免需要开胸的大手术，减少不必要的创伤。早期食管癌及癌前病变内镜微创切除术后 5 年生存率可达 95%。而中晚期食管癌患者生存质量低，预后差，经手术、放疗和化疗后总体 5 年生存率仍不足 30%。可见早期诊断、早期治疗是降低食管癌死亡率，提高患者生存质量的关键措施。

11. 食管癌筛查的主要目标是什么

早期食管癌及上皮内瘤变（或异型增生）是食管癌筛查的主要目标。食管癌筛查的主要目的是降低其人群死亡率和发病率，因此应将早期食管癌和高危癌前病变作为筛查的主要目标。

食管癌的发生发展符合从上皮内瘤变（异型增生）到浸润性癌的一般过程。《世界卫生组织（WHO）肿瘤组织学分类》（2000年第3版）将上皮内瘤变的概念引入胃肠道癌前病变和早期癌的诊断，拟代替异型增生（dysplasia）等名称。低级别上皮内瘤变（low-grade intraepithelial neoplasia，LGIN）相当于轻、中度异型增生；高级别上皮内瘤变（high-grade intraepithelial neoplasia，HGIN）则相当于重度异型增生及原位癌。部分中国病理学家仍主张将食管鳞癌的癌前病变分为轻、中、重度异型增生3

级，建议病理报告中同时列出两种分级标准的诊断结论。

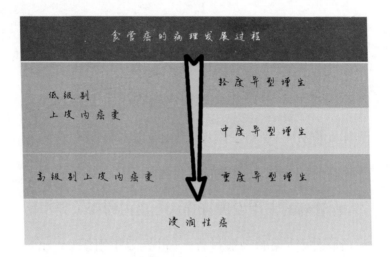

12. 什么是食管癌前病变？如何应对

　　近些年，随着消化道肿瘤筛查的推进及胃镜的普及，检查后医师可能告诉你查出了"食管癌前病变"，需要进一步处理。很多人对"癌"闻之色变，但对于癌前病变患者其实不必过分焦虑。一方面目前阶段它还未发生癌变，另一方面内镜医师有很成熟的办法可以将这些前期病变阻断，不让它继续进展为癌。

　　癌前病变就是正在"孕育阶段"的癌，大部分食管癌都是由癌前病变进展而来的。病理报告上说的"不典型增生""异型增生"和"上皮内瘤变"其实意思是相近的，都是指癌前病变。食管鳞状上皮异型增生与鳞状细胞癌（以下简称鳞癌）发生密切相关，属鳞癌的癌前病变；巴雷特食管相关异型增生则是腺癌的癌前病变。病理学研究发现，正常

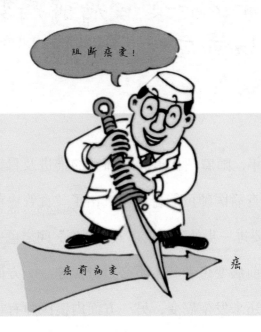

的组织癌变要经历如下过程：正常上皮→低级别上皮内瘤变→高级别上皮内瘤变→癌变。既然癌前病变有发生癌变的风险，那么是不是在发现后都需要立即切除预防癌变呢？

其实不然，因为癌前病变并非都会发展成癌，部分患者在适当治疗后可完全恢复正常，内镜切除虽然安全，但操作存在一定痛苦，且增加经济负担和并发症的风险。因此对于癌前病变并非都需内镜或外科手术切除，部分患者保持健康生活方式并定期内镜随访即可。哪些患者需要尽早内镜或手术切除病灶取决于病灶的病理分型。

病理报告显示的低级别上皮内瘤变（或异型增生）或高级别上皮内瘤变（或异型增生）又有何区别呢？根据世界卫生组织的定义，低级别上皮内瘤变相当于轻、中度异型增生（走在癌变的路上，但路程没到一半），高级别上皮内瘤变则相当于重度异型增生和原位癌（路程超过一半，但尚未癌变）。

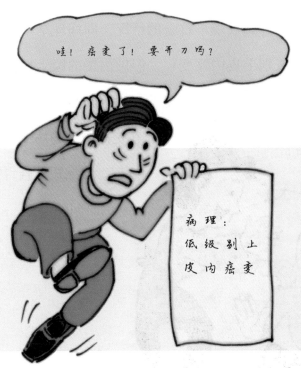

"低级别上皮内瘤变"虽然被医生称为"癌前病变"，但并不一定都会癌变，有一半以上的此类病变甚至可能自行恢复成正常黏膜。这类患者仍然不能掉以轻心，而是要遵照医生的建议每1～3年复查胃镜。需要指出的是，内镜下活检只是在病灶中夹取很小一粒组织送去病理科在显微镜下观察，其他没有夹取的地方是不是可能有更严重的病变？我们不能完全排除这样的可能性。因此，有时会出现内镜、病理表现不符合的情况，即病理结果提示为"低级别上皮内瘤变"，但做内镜的医生根据内镜下表现判断是否有可能存在更高级别的病变。此时，要缩短复查胃镜的时间间隔（3～6个月），并再次进行活检。

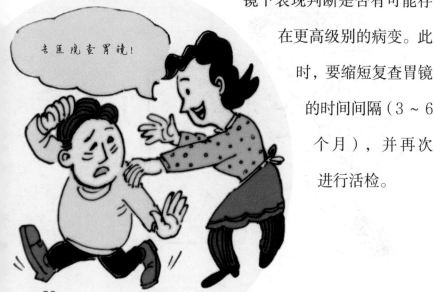

　　如果病灶为"高级别上皮内瘤变"，那么它已经走到了距离癌变只有"一步之遥"的地方。高级别上皮内瘤变有很大可能进展为癌，因此我们对待它的态度与早期食管癌相同，应该采取积极的治疗方式。首先，应在3～6个月内行胃镜或放大胃镜精确检查，联合超声内镜检查判断病变浸润深度。必要时行胸部增强CT检查，排除淋巴结转移及远处转移可能。确诊高级别上皮内瘤变，并已排除淋巴结及远处转移者，可行内镜下微创治疗，如内镜下黏膜切除术，将病变整块切除，实现早期根治。

13. 食管癌筛查人群主要有哪些

新的共识推荐 40 岁为食管癌筛查起始年龄，至 75 岁或预期寿命小于 5 年时终止筛查。对于符合筛查年龄人群，合并下列任一项危险因素者为筛查的目标人群：①出生或长期居住于食管癌高发地区；②一级亲属有食管癌病史；③本人患有食管癌或癌前病变；④本人有头颈部肿瘤病史；

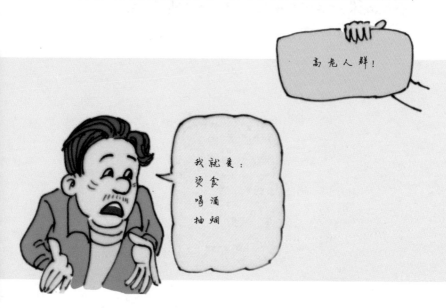

⑤合并其他食管癌高危因素，包括热烫饮食、饮酒（≥ 15g/d）、吸烟、进食过快、室内空气污染、牙齿缺失等。

目前国外尚无指南对以鳞癌为主的食管癌高发区筛查目标人群进行界定。《中国早期食管癌筛查及内镜诊治专家共识意见（2014 年，北京）》推荐40 岁以上合并食管癌高危因素的人群为筛查目标。《中国早期食管鳞状细胞癌及癌前病变筛查与诊治共识（2015 年，北京）》推荐对于全体无症状成年人群在初筛的基础上确立食管癌不同风险人群，分别给予不同的筛查方案，将 55 ~ 74 岁的一般风险人群、40 ~ 74 岁的高风险人群以及家族史不详的人群作为内镜筛查目标人群。

某些特殊人群食管癌风险显著增高，应列入筛查目标人群。

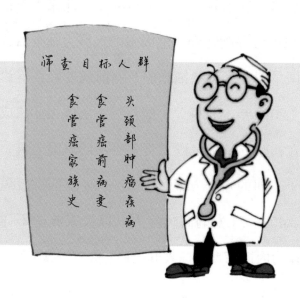

（1） 食管癌家族史人群

我国食管癌高发地区存在明显的家族聚集现象，

可能与患者具有共同的遗传背景有关，也可能因患者及家属共同暴露于特定的环境因素。食管鳞癌发生发展的确切机制尚未阐明，可能与食管鳞癌患者部分染色体、基因异常有关。最新研究发现了多个食管鳞癌易感位点，这些位点的多态性与饮酒产生协同作用，直接影响食管鳞癌的发生。

（2） 食管癌前疾病与癌前病变人群

食管癌前疾病指与食管癌相关并有一定癌变率的良性疾病，包括慢性食管炎、巴雷特食管、食管黏膜角化、食管憩室、贲门失弛缓症、反流性食管炎、各种原因导致的食管良性狭窄等。癌前病变指已证实与食管癌发生密切相关的病理变化，食管鳞状上皮内瘤变（异型增生）与鳞癌的发生密切相关，属癌前病变，巴雷特食管相关上皮内瘤变（异型增生）则是腺癌的癌前病变。

（3） 头颈部肿瘤病史人群

头颈部肿瘤（口腔癌、鼻咽癌和下咽癌等）患者食管鳞癌发病风险显著增高，内镜筛查研究显示：头颈部肿瘤患者食管鳞癌及重度异型增生检出率可达 10% ~ 15%，内镜食管癌筛查可显著提高该类患者 5 年生存率。

15. 食管癌筛查的时间间隔多长合适

对于食管癌极高发地区，对筛查目标人群推荐每5年进行1次内镜普查；对于其他地区，推荐对目标人群进行食管癌风险分层初筛，对高危个体每5年进行1次内镜筛查。另外建议以群体性普查与机会性筛查相结合的方式进行食管癌筛查。

对筛查发现的低级别上皮内瘤变（轻、中度异型增生），病变直径大于1cm或合并多重食管癌危险因素者建议每1年进行1次内镜随访，其余患者可2～3年进行1次内镜随访。对筛查发现的高级别上皮内瘤变（中度以上异型增生）、早期食管癌及进展期食管癌，应依据相应指南给予标准治疗。

我国极高发地区（河北磁县）40～69岁人群进行终生1次内镜筛查法可显著降低食管癌累积死亡率和发病率，并符合卫生经济学的成本—效果原则，这是目前国际上唯一有高质量证据支持的食管癌人群筛查策略。在极高发地区，内镜联合碘染指示性活检结果显示正常的筛查目标人群在 13.5 年随访期间也有 8% 的癌变率，这提示首次筛查阴性人群间隔一段时间后重复内镜筛查的必要性。基于极高发地区数据的卫生经济学模型研究显示：40 ～ 70 岁每 10 年进行 1 次内镜筛查和 40 ～ 70 岁每 5 年进行 1 次内镜筛查的人群具有最高且相同的效益成本比（benefit to cost ratio，BCR），10 年进行 1 次的筛查策略投入更低，5 年进行 1 次的筛查策略带来的效益和挽救的生命则更多。考虑到人口基数、财政投入、内镜设备及内镜医师可及性等问题，建议极高发地区目标人群开展 5 年 1 次的内镜普查筛查，对于部分经济欠发达、医疗资源匮乏的高发地区也可开展 10 年 1 次的内镜普查筛查。上述时间间隔也适用于其他地区高危人群的内镜筛查。

目前国家已在多个食管癌极高发地区开展目标

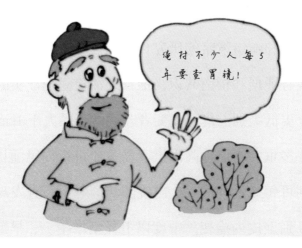

人群的内镜普查，结果显示其具有较高的食管癌及高级别癌前病变检出率，且符合成本—效果原则。因此，对于我国食管癌极高发地区，建议开展目标人群的内镜普查。对于其他食管癌相对低发地区，人群普查需要耗费巨大医疗及社会资源，筛查难以实现而且效率低下，因此建议机会性筛查与人群性普查相结合；同时需建立可靠易行的，适用于人群和个体的食管癌风险评估方法，在内镜筛查前通过初筛鉴定出真正的高风险人群，在尽量减少漏诊的情况下提高内镜筛查检出率和筛查效率。

对鳞状上皮低级别上皮内瘤变的病理本质、临床转归和随访策略的研究目前仍不是十分充分。综合现有证据和指南共识，推荐经活检病理证实的鳞状上皮低级别上皮内瘤变者若病灶直径大于 1cm 或合并多重食管癌危险因素者需每年进行内镜随访，否则可每 3 年进行 1 次内镜随访。对于筛查发现的高级别上皮内瘤变（中度以上异型增生）、早期食管癌及进展期食管癌，应参照相应指南共识给予标准治疗。

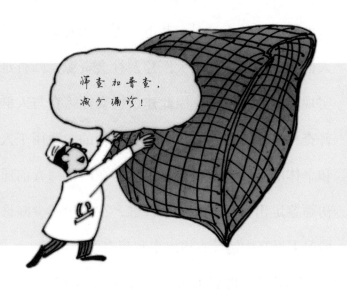

16. 食管癌初筛方法是什么

　　应基于遗传背景、人口学特征、环境暴露、食管细胞学等因素建立食管癌风险预测模型，对非极高发地区的筛查目标人群进行初筛。不推荐将传统食管拉网细胞学和上消化道钡餐造影用于食管癌筛查。食管新型细胞收集器进行细胞学检查联合生物

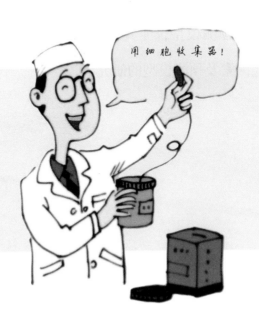

用细胞收集器！

标志物检测可对巴雷特食管相关异型增生及早期食管腺癌进行有效初筛。食管新型细胞收集器进行细胞学检查联合生物标志物检测在食管鳞状上皮异型增生及早期鳞癌的初筛中具有一定应用前景，但仍缺乏用于我国人群筛查的充分证据。

我国人口基数庞大，社会经济和医疗发展不平衡、不充分，因此对非极高地区目标人群进行食管癌风险初筛分层具有重要卫生经济学意义，可显著提高内镜筛查效率。但目前仍未建立公认有效的食管癌风险预测模型，尤其缺乏对非高发区人群食管癌风险因素及预测模型的研究。

17. 食管癌初筛新技术有哪些

　　仅基于人群流行病学危险因素可能难以实现对个体食管癌风险的满意预测，随着精准医学时代的到来，遗传背景、食管细胞学和生物标志物等因素具有应用于食管癌初筛的良好前景。我国学者开展的全基因组关联研究（GWAS）已鉴定出多个食管癌易感位点，其中酒精代谢基因（ADH1B 和 ALDH2 等）变异是食管癌的重要易患因素，且与饮酒存在交互作用。但由于基因测序费用较高、研究仍不是十分充分，目前难以用于食管癌人群筛查。

　　二十世纪我国曾在高发地区广泛开展食管癌拉网细胞学筛查，该方式灵敏度较低（20% ~ 40%），目前已基本淘汰。食管新型细胞收集器（cytosponge）是新型食管细胞学采样装置，比原有的拉网细胞学采样成功率更高。食管新型细胞收集器进行细胞学检查联合生物标志物检测已被证实可有效鉴定巴雷特食管相关的食管上皮内瘤变和食管腺癌，并已有初步结果显示其在食管鳞癌筛查中的应用价值。

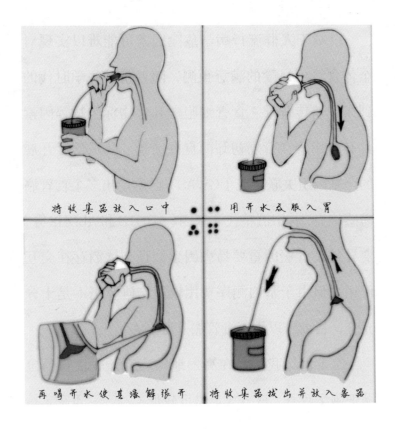

将收集器放入口中　　用开水吞服入胃

再喝开水使其溶解张开　　将收集器拔出并放入容器

18. 哪些人应该做内镜筛查食管癌

我国是食管癌大国，食管癌发病率位居我国恶性肿瘤的第5位，死亡率位居第4位，全世界一半以上的食管癌发生在我国。因此，食管癌的防控是医务人员和广大百姓必须共同面对的重要问题。

我们过去常说食管癌的典型症状是"进行性加重的吞咽困难"，但等到出现吞咽困难再去医院就诊，肿瘤往往已经到了中晚期阶段。由于大部分食管癌在早期阶段没有任何症状，也就是说必须在无症状的时候接受胃镜筛查，才能在早期阶段诊断食管癌。

究竟哪些人应该做胃镜筛查食管癌呢？我们要在这里强调高危人群的概念，高危人群就是与一般人相比患食管癌风险更高的人群，也就是最有必要胃镜筛查食管癌的那部分人。

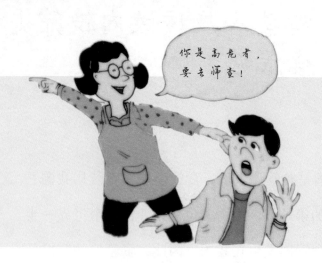

对于 40 岁以上的人，只要符合下面 6 条中的 1 条就是食管癌的高危人群：

◆出生或长期居住在食管癌高发区。我国食管癌具有非常明显的地区高发特征。主要高发地区包括：河南，河北，山西，山东泰安、济宁、菏泽，安徽北部，江苏苏北，四川南充、盐亭，广东汕头，福建沿海地区，新疆伊犁和甘肃武威等。

◆一级亲属，也就是父母和同胞兄弟，有食管鳞癌病史。

◆本人有食管癌前状态或癌前病变，包括贲门失弛缓症、食管憩室、食管黏膜角化、食管上皮内瘤变等。

◆本人有头颈部肿瘤史。我们在临床工作中发现，患有鼻咽癌、下咽癌和喉癌等头颈部肿瘤患者同时发生食管癌的概率很高。

◆本人有长期吸烟或饮酒史。

◆本人有不良饮食习惯，如热烫饮食、高盐饮食、喜食腌制食物和经常吃剩菜等。

推荐上消化道白光内镜检查联合 1.2% ~ 1.5% 卢戈液染色内镜（Lugol chromoendoscopy，LCE）或窄带光成像（narrow band imaging，NBI）作为食管癌内镜筛查的首选方法，有条件者可联合使用放大内镜。LCE 检查完成后喷洒 3.2% ~ 3.8% 硫代硫酸钠溶液对卢戈液进行中和、清洗，可降低碘液引起的刺激症状，也推荐应用食管黏膜染色组合套装。

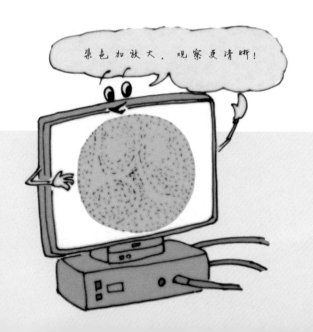

染色加放大，观察更清晰！

　　对于不能耐受普通上消化道内镜检查者，超细经鼻胃镜联合 LCE 或 NBI 可作为筛查备选方案。内镜筛查前应完善检查前准备：禁食 > 6 小时，禁水 > 2 小时，可应用黏液祛除剂（如链酶蛋白酶）和祛泡剂（如西甲硅油）口服改善内镜观察视野。另外还推荐基于 LCE 或 NBI 的指示性活检病理学作为诊断金标准。筛查食管癌的同时，应避免漏诊食管—贲门连接处癌和下咽癌。

20. 早期食管癌常见内镜检查技术有哪些

上消化道白光内镜检查联合 1.2% ~ 2.5% 卢戈液染色内镜或 NBI 作为食管癌内镜筛查首选方法，将基于 LCE 或 NBI 的指示性活检病理学作为诊断金标准。

（1） 上消化道白光内镜

上消化道白光内镜是消化道早期肿瘤筛查的基础技术和有效手段，但部分早期食管癌及癌前病变（尤其是鳞状上皮异型增生）在白光内镜下难以发现，导致其灵敏度较低、漏诊率较高。既往研究显示，白光内镜对早期食管鳞癌及鳞状上皮异型增生的灵敏度为 55.2% ~ 66.7%，即 40% 左右的病变可能在白光内镜下漏诊。

（2） 白光内镜联合 LCE

白光内镜联合 LCE 是目前筛查食管癌及癌前病变的标准手段。采用 1.2% ~ 2.5% 的卢戈液对食管黏膜进行均匀喷洒后，正常鳞状上皮被染成棕色；异型增生或癌变的鳞状上皮由于细胞内糖原含量减少或消失，呈现出淡染或不染区，在内镜下表现为"粉色征"，与正常染色黏膜形成鲜明对比，有助于对病变部位的识别、定位及靶向活检。研究结果显示，LCE 诊断食管鳞状上皮异型增生的灵敏度可达 92% ~ 100%，但由于炎性病变也能表现为淡染区，故特异度为 37% ~ 82%。LCE 灵敏度高、并发症少、价格低廉、操作简便，因此长期以来一直是食管鳞癌及癌前病变筛查的标准方法。但该方法具有如下缺点：①不适用于碘过敏、甲亢患者；②操作时间较长，卢戈液刺激食管黏膜给受检者带来不适感；③特异度较低，增加食管黏膜活检和病理检

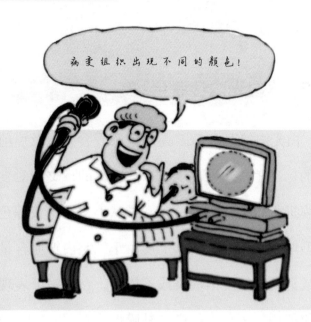

查数量。研究显示 LCE 检查完成后喷洒硫代硫酸钠溶液进行冲洗、中和，可显著减少碘液引起的食管刺激症状，提高患者舒适度和对内镜筛查的耐受性。

（3） NBI——电子染色内镜技术

NBI 属电子染色内镜技术，通过与血红蛋白吸收峰值波长相近的特定窄带光（415nm 和 540nm）提高对表浅黏膜及黏膜毛细血管网的显示能力。NBI 模式下食管早期鳞癌及癌前病变病灶呈现为棕色，在放大模式下可见形态异常的乳头内毛细血管袢（intrapapillary capillary loops，IPCL），其诊断价值已有较多研究证实。对于 NBI 设备运用成熟的内镜中心，上消化道白光内镜联合 NBI 也可作为首选筛查方案，有条件者可应用放大内镜进一步明确诊断。

（4）超细经鼻内镜

超细经鼻内镜（transnasal endoscopy，TNE），比传统上消化道内镜有更好的可耐受性，且能达到与传统内镜相似的观察效果。对于不能耐受普通上消化道内镜的检查者，超细经鼻胃镜联合 LCE 或 NBI 可作为筛查备选方案，该方案仍有待高质量临床研究进一步提供证据支持。

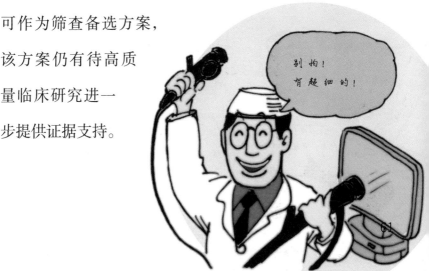

别怕！有超细的！

（5） 其他电子染色内镜技术

其他电子染色内镜技术，包括蓝光成像（blue light imaging，BLI）、智能分光比色技术（flexible spectral imaging color enhancement，FICE）、智能电子染色技术（i-scan）具有一定应用前景，但目前尚未有充分证据支持其应用于食管癌及癌前病变的人群筛查。自荧光成像技术（autofluorescence imaging，AFI）对于食管鳞癌及癌前病变的成像质量及边界清晰度不及 LCE 及 NBI，不推荐常规应用于筛查。超放大内镜技术可获取细胞水平成像，初步研究显示其对食管癌及异型增生具有良好诊断能力。但该技术目前仍未普及，对内镜医师专业知识及经验要求较高，因此不推荐应用于人群筛查。

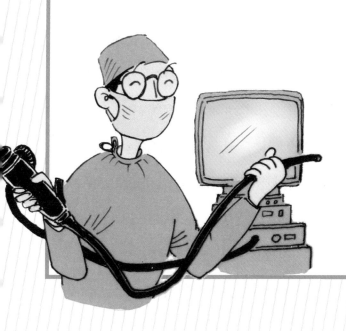

早期治疗篇

21. 食管癌的治疗方式与什么有关

　　食管癌患者的治疗方式、治疗效果和生存时间与确诊时的临床分期密切相关。那么食管癌是怎样分期的？目前国际上通用的方法是 TNM 分期法。其中 T（tumor）代表的是原发肿瘤的浸润深度，字母 T 后面的数字越大，说明肿瘤侵犯的组织越深，例如 Tis 指原位癌（未突破基底膜），T1 是指未突破黏膜下层，T2 指肿瘤已侵犯肌层，T3 指肿瘤已侵犯食管外膜，而 T4 则表示已经突破食管外膜侵犯其他周围结构，如胸膜、主动脉、气管等；N（node）代表的是淋巴结，同样，其后面的数字越大，说明已有癌细胞转移的淋巴结数目就越多，如 N0 表示无区域淋巴结转移，N1 指已有 1 ~ 2 枚区域淋巴结转移，N2 指已有 3 ~ 6 枚区域淋巴结转移，而 N3 已涉及有 7 枚以上的淋巴结发生了转移；M（metastasis）

则代表了肿瘤的远处转移情况，M0 表示无转移，M1 即表示有远处转移，比如肝转移、肺转移等。根据上述标准，综合 T 分期、N 分期和 M 分期的结果，食管癌可分为 0 期、Ⅰ 期、Ⅱ 期、Ⅲ 期和Ⅳ期。TNM 分期相对复杂，主要用于医师综合评估病变情况，并指导治疗方案的选择，与我们平素所谓的早期、中期、晚期食管癌也有一定对应关系。（见表 1）

表 1　食管癌 TNM 分期

分类	标准
T(原发肿瘤) 分期	
Tx	原发肿瘤不能确定
T0	无原发肿瘤证据
Tis	重度不典型增生，定义为恶性细胞未突破基底膜
T1	肿瘤侵犯黏膜固有层、黏膜肌层或黏膜下层
T1a[a]	肿瘤侵犯黏膜固有层或黏膜肌层
T1b[a]	肿瘤侵犯黏膜下层
T2	肿瘤侵犯固有肌层
T3	肿瘤侵犯食管外膜
T4	肿瘤侵犯食管邻近组织器官

续表

分类	标准
T(原发肿瘤)分期	
T4a[a]	肿瘤侵犯胸膜、心包、奇静脉、膈肌或腹膜
T4b[a]	肿瘤侵犯其他邻近组织，如主动脉、椎体或气管
N(区域淋巴结)分期	
Nx	区域淋巴结转移不能确定
N0	无区域淋巴结转移
N1	1~2 枚区域淋巴结转移
N2	3~6 枚区域淋巴结转移
N3	≥ 7 枚区域淋巴结转移
M(远处转移)分期	
M0	无远处转移
M1	有远处转移

早期食管癌包括 TNM 分期的 0 期和 I 期，满足条件的可以在内镜下切除。0 期包括食管低级别和高级别上皮内瘤变，低级别上皮内瘤变或轻、中度异型增生推荐定期随访，高级别上皮内瘤变或重度异型增生推荐内镜治疗。如果肿瘤未侵犯超过黏

膜层，且无淋巴结转移，推荐在内镜下行根治性切除术，否则应行胸腔镜或开胸外科手术切除一段食管，并清扫可能存在转移的区域淋巴结。

中期食管癌包括 TNM 分期的 Ⅱ 期、Ⅲ 期，治疗原则以外科手术为主，放疗、化疗作为辅助。外科手术包括胸腔镜手术和开胸手术，具体术式需要医生根据病灶的部位、大小、怀疑淋巴结转移的多少来决定。新辅助放、化疗指的是在做外科手术之前先进行放、化疗。研究证实，对于可手术的食管癌，新辅助放、化疗联合手术的治疗模式与单纯手术相比可以缩小手术范围、降低术后复发率、延长患者生存时间。新辅助治疗后建议的手术时机是在患者身体条件允许情况下，放、化疗结束后 4 ~ 8 周，化疗结束后 3 ~ 6 周。对于拒绝手术或者不能耐受手术者，可以选择根治性同步放化疗、单纯放疗等。

中期食管癌患者手术切除后，还可酌情进行辅助治疗，如术后辅助放疗或化疗等，可进一步降低

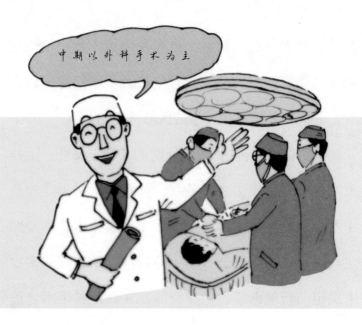

复发率，延长生存时间。

晚期食管癌又称为无手术指征的食管癌，主要为 TNM 分期的部分Ⅲ期和全部Ⅳ期患者。晚期食管癌的管理重点在于选择最佳的支持治疗方案，因为此阶段患者的治疗不以根治肿瘤为目的，而是为了缓解症状、改善营养状态和提高总体生活质量。如果一般情况良好，也可考虑化疗或放疗。

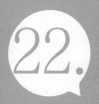

22. 哪些食管癌可以直接采用内镜治疗

与传统外科手术相比，早期食管癌及其癌前病变的内镜下切除具有创伤小、并发症少、恢复快、费用低等优点，且两者疗效相当，5 年生存率可达 95% 以上。

原则上，食管高级别上皮内瘤变（也叫重度异

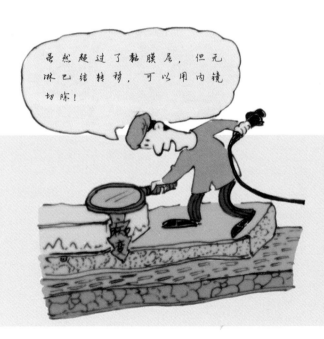

型增生），或者病灶浸润为超过黏膜层的食管癌，且无淋巴结转移或淋巴结转移风险极低者适合行内镜下切除术，无需开刀。在决定行内镜治疗之前，医生会采用放大内镜仔细观察病灶表面的微细血管结构，并视情况建议患者进行超声内镜检查和增强CT 检查，以便更准确地在治疗前评估病变的浸润深度，排除周围淋巴结转移，确保病灶可以在内镜下达到根治，病灶残余和复发的风险较低。

早期食管癌可以在内镜下完全切除吗

内镜治疗虽然具有创伤小、并发症少、恢复快、费用低等特点，但与外科手术相比，其能够切除的病灶较小，且不能进行周围淋巴结清扫，很多人担心内镜切除不干净，留下隐患。

首先，随着近年来内镜技术的飞速发展及内镜医师诊疗水平的提高，只要病变符合我们上一节所说的条件，早期食管癌及癌前病变大部分可通过内镜下微创治疗达到根治效果，5 年生存率可达95%，这也就意味着 95% 的患者通过内镜可完全根治性切除病变。

其次，即使有个别未能完全切除者，术后仍可追加治疗，包括再次内镜治疗、外科手术或放、化疗等。内镜术后都会对切除的肿瘤组织进行进一步精准病理分期，包括边缘是否有残留、有无血管和淋巴管浸润、黏膜下浸润深度和肿瘤分化程度等，可帮助判断预后及下一步治疗。

再者，部分患者术中显示切除完全，术后病理也未显示异常者，其残留风险极小，但即使存在微小残留，也可在后续的内镜随访中进一步处理。

最后，采用内镜还是手术切除应综合考虑病变大小、浸润深度（通过内镜、CT 或超声内镜等评估）以及患者年龄、伴随疾病等因素。清晰准确的术前诊断是治疗成功的前提。肿瘤十分狡猾，目前的诊断仍存在局限性，采用任何手术方法都不能保证完全切除，因此应在充分评估的基础上，选择尽可能合适的治疗方式，并不能简单地下结论说内镜微创治疗或外科开刀哪个更好。但无论选择何种治疗方式，术后都需按照医生的建议密切随访，定期复查胃镜。

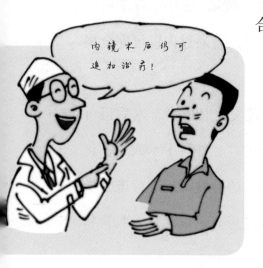

内镜术后仍可追加治疗！

在医生介绍内镜治疗方案时，患者往往被一些专业术语弄得云里雾里，那么常用的早期食管癌内镜治疗方法都有哪些呢？

首先，我们来看看什么是内镜黏膜下剥离术（ESD）。它是指内镜下使用高频电刀与专用器械，将胃肠道病灶包括胃肠道早期肿瘤与其下方正常的黏膜下层逐步剥离，以达到将病灶完整切除的目的，从而对早期消化道肿瘤进行诊断和治疗。它对面积较大且形态不规则或合并溃疡、瘢痕的肿瘤具有良好的切除效果，是目前治疗消化道早期癌和癌前病变的首选方法。但操作难度大、手术耗

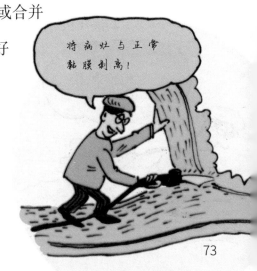

将病灶与正常黏膜剥离！

时相对较长，少部分患者可能出现出血、穿孔和狭窄等并发症。

其次，我们来讲讲什么是内镜下黏膜切除术（EMR）和多环套扎技术。前者是指内镜下将黏膜病灶整块或分块切除，后者是指使用改良食管曲张静脉套扎器进行多块黏膜切除的技术，两者都是用于胃肠道表浅肿瘤诊断和治疗的方法。这两种技术相对容易掌握，但难以把病灶整块地切除并送给病理科医生，病理科医生难以客观评价病变的侧切缘和基底切缘，且易导致病变局部残留和复发。

最后，包括射频消融术（RFA）、光动力学疗法（PDT）、氩离子凝固术（APC）、冷冻治疗术等内镜下非切除治疗则是对内镜切除治疗的补充，既可单独使用，也可与内镜切除技术联合应用，有待进一步推广和研究。

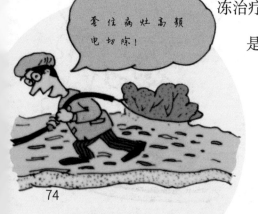

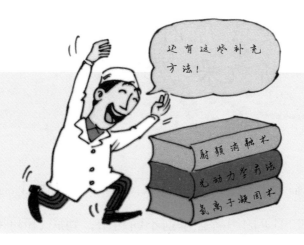

　　由于食管癌内镜下治疗的长期预后与癌细胞侵犯深度密切相关，因此并不是所有的食管癌都适合用内镜进行治疗。患者在选择时应听从医生建议，选择适宜的治疗方案，不应盲目追求"微创"。随着我国医疗改革政策的施行以及癌症早诊、早治工作的不断完善，早期食管癌及癌前病变的检出率不断提高，其治疗也将会有更进一步的发展，而内镜下微创治疗凭借其各方面的优势，是治疗早期食管癌和癌前病变的主要方法和发展方向。

25. 食管癌内镜治疗后如何判断效果

　　临床上常会遇到准备做食管癌内镜黏膜下剥离术（ESD）的患者在术前不断纠结，到底 ESD 能不能把病灶切除干净，还需不需要在 ESD 术后再追加手术治疗呢？

　　其实，ESD 能否把食管癌切除干净，主要取决于病灶的分期。早期食管癌内镜下切除的绝对适应证是病变局限在上皮层或黏膜固有层的食管癌，淋巴结转移风险极低。这种情况内镜下切除是可以获得根治的。内镜下切除的相对适应证是病变浸润黏膜肌层或黏膜下浅层（黏膜下浸润深度 < 200 μm）。这种情况下有 10% 左右的淋巴结转移风险，需要结合超声内镜和胸部增强 CT 结果综合评估，并充分告知患者相关风险。

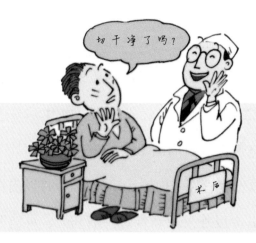

食管癌内镜治疗效果的判断主要包括以下两个方面。

首先，在病变切除后，医生会仔细检查创面，必要时会使用染色或电子染色内镜进行观察，发现病变残留会及时予以再次处理，从而降低复发率。

其次，术后会对内镜切除的标本在显微镜下进行病理学检查。切除标本的水平和垂直切缘均为阴性即为完全切除。如果病理结果提示以下结果：①黏膜下浸润深度≥ 200 μm；②淋巴管、血管浸润阳性；③低分化或未分化癌；④垂直切缘阳性。符合上述中任意一点则应追加治疗（外科手术／放疗／

化疗）。此外，在食管癌 ESD 术后随访过程中，若发生术后残留（术后 6 个月以内原切除部位以及周围 1cm 内发现肿瘤病灶）、局部复发（术后 6 个月以上原切除部位以及周围 1cm 内发现肿瘤病灶）、同时性多原发食管癌（内镜治疗后 12 个月以内在原切除部位 1cm 以外发现新食管肿瘤病灶，可能源自治疗时遗漏的微小癌灶）、异时性多原发食管癌（内镜治疗后超过 12 个月在原切除部位 1cm 以外发现新食管癌病灶）等，可以首先考虑再次行 ESD，若内镜治疗失败也可追加手术或放、化疗。

总之，食管癌行 ESD 并不是一劳永逸的，一定要关注术后病理结果并且注重术后随访。一旦发生上述情况，要马上就诊，必要时追加手术或放、化疗等综合治疗措施。

26. 早期食管癌内镜治疗后如何复查及随访

多数早期食管癌及癌前病变在接受根治术后都能获得满意的治疗效果，并且创伤小、恢复快。但请注意，当你以健康的身体和愉悦的心情重新开始工作和生活时，千万不要认为自己已经完全逃离了癌症的魔爪。因为早期食管癌也是癌症，与其他恶性肿瘤一样，即使接受了彻底的治疗还是有可能复发或转移，并且食管很容易发生多原发性食管癌（在食管其他部位出现新的病变）。这就是医生还是会督促每一名患者，治疗后一定要定期随访和复查的原因。下面的 3 个小问答可以帮助你了解早期食管癌内镜治疗后该如何复查及随访。

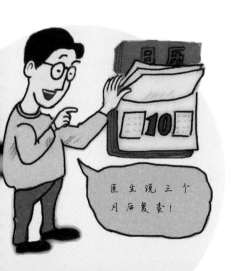

问题一：切片化验（病理）结果说肿瘤已切"干净"了，既然已经彻底治好了，怎么还会"死灰复燃"呢？怎样才能尽早发现？

对于早期食管癌及癌前病变，特别是肿瘤局限在黏膜层的患者，通过内镜下根治性治疗后，90%以上可以达到治愈。但是，任何恶性肿瘤本身都具有浸润生长及转移的潜在危险，内镜或手术切除术只能将局限在食管的肿瘤细胞"杀死"，而对于转移或者浸润到治疗区域以外的肿瘤细胞是无能为力的。能不能做一些检查来明确肿瘤细胞到底有没有完全清除？是的，问题的关键就在这里。目前，临床上还没有任何一项检查可以肯定身体里是否每一个肿瘤细胞都已经被清除。可能有个别癌细胞"跑"到治疗区域以外或者淋巴结里，但由于细胞量很少，任何检查都不能发现它们，这些"偷偷跑出去"的癌细胞就为肿瘤复发和转移埋下了伏笔，在一定的

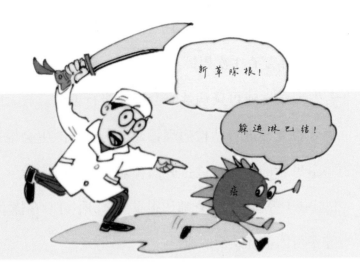

条件下，它们就会"死灰复燃、卷土重来"。此外，治疗区域以外的其他食管黏膜也有再次发生肿瘤的可能（异时性多原发食管癌）。因此，为了防止这些微小病灶或者新发病灶给患者健康带来危害，我们必须要及早发现它们。能够做到这一点的就只有定期复查、随访。

问题二：治疗后怎样安排复查随访？

胃镜检查是很重要的复查及随访项目，通常在内镜切除术后第 3、6、12 个月各复查 1 次胃镜，第

6、12 个月时复查胸部 CT。若无残留、复发、转移，此后每年复查 1 次胃镜及胸部 CT。随访时检查医生若发现阳性或可疑病灶时会进一步行染色、放大内镜等检查并进行活检病理诊断。另外，医生会根据每个患者的情况，进行肿瘤标志物、肝脏影像学或 PET-CT 等检查。复查随访很重要，切不可心存侥幸，亦不可因怕麻烦而躲避。

问题三：如果万一碰上局部复发，该怎么办呢？还能不能做 ESD 呢？

如果出现局部复发，由于已经做过 ESD，手术部位会出现组织粘连等术后改变，加大了再次 ESD 的难度。但是，我们还是可以再次通过内镜下治疗将病灶切除。当然，如果内镜治疗失败，还可以追加手术或者放、化疗。

27. 食管癌内镜治疗后有哪些注意事项

对 ESD 术后饮食，我们的建议是：禁食 24 ~ 72 小时，饮食由流质（水和米汤）开始，1 ~ 2 天后过渡到半流质饮食（粥、软面条等），接着半流质低纤维软质饮食 2 ~ 3 周后，如无特殊不适，再过渡到正常饮食。对于有高血压或心律失常等慢性病的患者，应本着"禁食不禁药"的原则，用少量水吞服相关药物（比如高血压药）。ESD 术后出院的患者，应禁烟酒、辛辣和刺激饮食，1 个月内应避免剧烈运动。

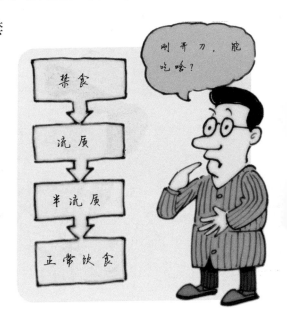

对于术后用药情

况也是患者比较关注的问题。首先对于内镜切除范围较大、操作时间长、反复黏膜下注射、穿孔风险高者，可考虑使用抗菌药物预防感染。可选用第一代或第二代头孢菌素，可加用硝基咪唑类药物，通常用药时间不超过3天。其次，食管癌内镜下切除术后会形成一个或者多个"人工溃疡"，需要使用质子泵抑制剂（PPI，即拉唑类药物），一般疗程4~8周；病灶大，切除标本直径＞3cm，或有凝血功能异常、糖尿病等则适当延长疗程。

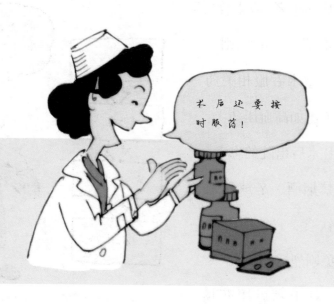

术后还要按时服药！

　　迟发性出血是食管 ESD 的常见并发症，多发生在 ESD 术后 48 小时至 1 周。若有呕血、黑便及血便者要及时就诊。ESD 术后狭窄多见于贲门、食管环周切除大于 1/2 者，多发生于 ESD 术后 3～4 周的溃疡愈合期。一般有吞咽困难和恶心等症状，如有上述表现，建议门诊就诊，必要时行内镜下扩张治疗。此外，患者也需要保持良好的心情，过分担忧或激动的情绪均可诱发胃肠道功能紊乱，应激条件下也会增加胃肠道出血和穿孔的发生率。

　　食管内镜黏膜下剥离术（ESD）后的患者，面对手术报告中手术的创面总感到困惑：我什么时候才能吃东西呢？吃东西会不会影响到伤口的愈合呢？部分患者会因为吞咽时引起的疼痛而对经口饮食产生抵触情绪，事实上大可不必。有研究发现，及早进行经口饮食可以让患者更加舒适，住院时间更短，费用更低，而不会增加术后出血、腹痛及溃疡等并发症的发生率。对 ESD 术后饮食，我们的建议是：

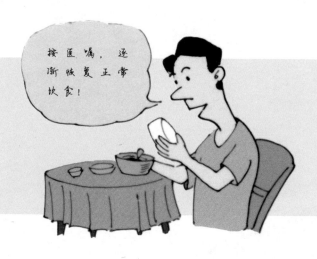

禁食24～72小时，如有穿孔、出血等并发症出现时，可适当延长禁食、禁水时间；如无异常可进食温凉流质，避免过烫及刺激性食物，进食后应注意患者有无胸痛、腹痛、腹胀等不适，有无大便异常等改变；1～2天后过渡到半流质、低纤维、软质饮食（粥、面条等），2～3周后如果无特殊不适，再到正常饮食。对于有高血压或心律失常等慢性病的患者，应本着"禁食不禁药"的原则，用少量水吞服相关药物。ESD术后出院的患者，应禁烟酒、生硬辛辣和刺激饮食，1个月内应避免剧烈运动及重体力劳动，否则有迟发出血可能，一旦出现呕血、黑便、腹痛、腹胀等不适症状，应迅速就诊。

部分创面较大的手术，会使用较多的止血夹。有患者可能会感到疑惑：创口上那么多的止血夹，一直存在于食管壁上，会不会影响进食呢？如果脱落了，会对胃肠道黏膜造成损伤吗？这个问题不必太焦虑，内镜手术中用的钛夹体积小，重量轻，均经过前期临床试验被证明是安全可靠的，在食管黏膜愈合后，钛夹一般会自动脱落，随粪便排出，而不会对胃肠道造成损伤。

食管癌行外科手术治疗的患者大多体质虚弱，且食管癌直接影响到进食部位，因此食管癌术后饮食调配对于病情的改善至关重要。食管癌术后饮食需要格外注意：术后3天内是禁止经口进食的，应由肠内、静脉补充患者所需营养。一般3～5天后，肠蠕动恢复，拔除胃管，第6天开始口服糖盐水，

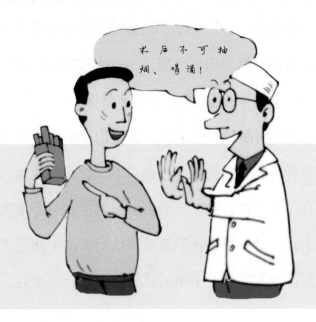

500ml 分 6 ～ 8 次喝完，每次 100ml 左右。第 7 天可由口进食无渣清流质饮食，以水、果汁为主，每次 50ml，每 2 小时 1 次。第 8 天进食流质饮食，以米汤为主，每 3 小时 1 次，每次 100ml。第 9 天开始进流食，如牛奶、豆浆、藕粉、蔬菜汁、鱼汤、肉汤、鸡汤、蛋白粉等。第 10 天进食粥类、软面条等半流饮食。第 11 天开始进食普食。手术后的食管不同于正常食管，更应注意食管卫生，避免食用刺激性食物及调料，少食多餐，食量逐渐增加，食物不宜过热、过硬等。食管癌手术 10 天后给患者进食含有高蛋白质和高维生素的软食或半流食，尽可能利用其胃肠道的吸收功能多补充营养，使患者有一个较好的身体状况，以便能接受手术后化疗、放疗。食管癌术后可能会出现一些不适症状，因此可以根据患者的自

术后10天可吃粥类和软面条.

身习惯，添加相应的调料提高患者食欲。

另外，食管癌患者在恢复期间还可以通过以下食谱增强营养。

黄芪猴头菌汤

【原料】猴头菌 150g，黄芪 30g，嫩鸡肉 250g，小白菜心 100g，葱姜、绍酒、胡椒粉、油、盐等调味料各适量。

【制作】温水泡发猴头菌，削去底部木质部分，洗净切厚片。猴头菌浸出液沉淀，滤清备用。鸡肉切片。先将鸡肉、黄芪、葱姜置油锅中煸炒后，加入酒、盐、汤及猴头菌片，武火烧沸，移文火上炖 1 小时后，加入小白菜心及胡椒粉，出锅装盘。

【用法】每日分 2 次服食，连服 7 ~ 10 日。

【功效】滋补强身，益气健脾，补气升阳。

【按语】猴头菌即猴头菇，性平，味甘，能利五脏，助消化，滋补抗癌；黄芪性微温，味甘，补气升阳，益卫固表，用于脾肺气虚或中气下陷之证。脾为生化之源，肺主一身之气，脾肺气虚则出现食少便溏，气短乏力等症状；鸡肉、小白菜心也是滋补食品。四味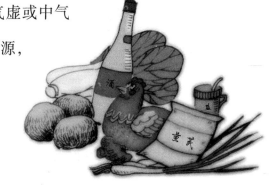合用可滋补强身、益卫健脾、补气升阳，为佐餐佳品，又有治疗食管癌之功效，尤适用于体质虚弱、少气乏力、气短懒言者。

虫草乌骨鸡

【原料】芝盛胶囊1g（4颗胶囊），乌骨鸡1只，葱、姜、蒜各适量。

【制作】将乌骨鸡去毛，去肚肠洗净。将冬虫夏草加入鸡腹中。加水适量，加入葱、姜、蒜等调料煮至烂熟即可。

【用法】趁热分顿服用，食肉喝汤。

【功效】益肾补肺，止血化痰，补中益气，补虚抗癌。

【按语】仙芝楼芝盛胶囊具有益肾补肺，止血化痰，补肾阳，滋养肺阴，且可止血化痰；乌骨鸡性平，味甘，补肝肾，清虚热，益脾补中。两味合用可益肾补脾、止血化痰、补中益气、补虚抗癌。常服可补虚劳，抗癌肿，健体强身。

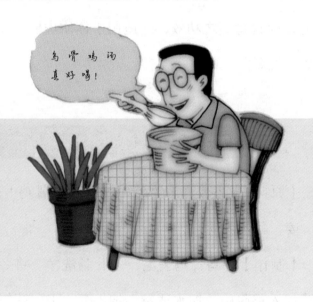

29. 食管癌可以用中医中药调理吗

我国的中医药博大精深，对各种疾病也都有不同的治疗功效。食管癌患者也可以考虑中医中药治疗，但大家要清楚的是，目前中医药在食管癌的治疗上还处在辅助地位，并不能取代目前常用的放疗、化疗、手术或内镜治疗。虽然不能互相取代，但却可以相辅相成，构成食管癌综合治疗的一部分。

对于早期发现的食管癌前病变，如食管溃疡与食管炎、食管黏膜角化、食管上皮不典型增生等，可选择中医药调理，同时对饮食结构、生活方式进行调整。我国研发的抗癌乙片（山豆根、败酱草、白鲜皮、黄独、夏枯草、草河车6味中药组成）可有效治疗食管重度异型增生，降低食管癌变率。

食管癌术后短期内给予中药治疗，可以帮助患者恢复体质，改善或减轻手术后的某些不良反应，

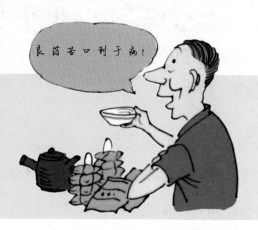

如低热、胃纳减退、腹胀、大便不畅等。如中药黄芪可以补气健脾，能显著改善患者的胃肠功能，减轻胃肠道反应；也可给予香砂六君子汤加减、玉屏风散加减、增液汤加减等。长期应用中药调理，除了身体免疫力得到加强以外，还能尽量减少癌症的复发和转移，帮助加快患者术后的康复。

放疗加用中医中药治疗，可增强肿瘤细胞对放射线的敏感性，预防和减轻放疗的毒副反应和后遗症，并且巩固放疗效果，可用增液汤加减、清燥救肺汤加减等。

中医药治疗有助于减轻放化疗的不良反应，改善患者的一般状态，发挥中医中药的扶正作用，对于减轻化疗的全身反应、消化道症状、骨髓抑制等均有作用，可以作为食管癌治疗的重要辅助手段。

对于高龄、体质差、病情严重以致无法接受西医治疗的患者，中医药治疗就成了重要的治疗手段。晚期食管癌患者的临床治疗中应用苦参可以起到抗病毒的作用，同时研究显示苦参可以抑制肿瘤细胞的体外生长。

总而言之，中医药可以改善症状、提高患者生活质量，在一定程度上稳定或缩小肿瘤病灶，通过有计划地与手术、放疗、化疗相结合，可使不良反应明显减少，使远期疗效得到提高，在食管癌的综合治疗中发挥独特的作用。

30. 食管癌患者在心理上要怎样调整

　　由于食管癌的多样性及复杂性，患者在确诊后不但要忍受疾病给机体带来的痛苦，还要承担极大的心理压力，容易产生焦虑、悲观、恐惧等一系列负面情绪，不能正确面对疾病，对疾病的治疗表现出否认、拒绝的态度。这不仅容易引起心理健康问题，还会对患者治疗的依从性及预后产生严重不良影响。那么，食管癌患者应该如何正确地进行心理调节，从而控制情绪、正视疾病呢?

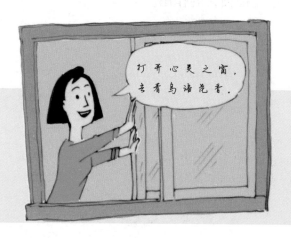

首先，患者应保持乐观的态度，树立战胜疾病的信心。许多癌症患者，一旦知道自己患了癌症，立即忧心忡忡，此时食欲明显下降，再加上疾病本身的影响，茶不思饭不想，全身疲乏无力，有的甚至悲观绝望，失去了求生意志，削弱了自身的防御和抗癌能力，进而影响到临床的治疗效果。针对这种情况，一方面需要医护人员、亲友和病友的谅解和关怀；另一方面，癌症患者自己亦应振作精神，学会自我解忧排忧，经常自我安慰，集中精力，积极地去战胜癌症。据美国《星期六晚邮报》报道，有一位中年男子得了癌症，当时他的妻子正在怀孕，他决心要活到孩子出生那一天，结果这位中年男子20年后还活着。这个医学奇迹表明强烈的求生意志、坚定的信念、积极的期望也有助于战胜癌症。

其次，要正确认识疾病，克服紧张情绪，保持良好的心态。肿瘤与某些精神压力所造成的情绪之间有着密切的关系，已有很多证据表明精神焦虑引起体内激素分泌过多，从而削弱了身体抗病能力，导致肿瘤的发生和发展。即使对于早期肿瘤，虽然各种治疗可以治愈，但由于患者情绪不佳、精神压抑，复发和转移的可能性要大于那些情绪乐观、精神振奋者。保持良好的精神状态有利于自身免疫功能的恢复和增强。与此同时，还要学会生理上的"放松"，要有意识地学会使全身肌肉、身体各部位放松，在放松过程中，要重视"意守"，即一心一意，把思想集中到一个点。在缓解紧张情绪的基础上，通过各种途径去认识食管癌。很多食管癌患者不得不长期经鼻十二指肠营养管或空肠造瘘进行肠内营养，心理压力大，接受程度不高，甚至产生抵触情绪。这时，可多与医护人员交谈，参加医院组织的健康教育讲座，了解疾病治疗和康复相关的信息，熟悉诊治及康复的过程，认识到相关治疗的可行性及必要性。

最后，可积极寻求心理干预。如与预后较好的患者进行沟通，通过其讲述自身对疾病过程的感受，获得情感支持，并降低对疾病的不确定感，提高希望水平。研究表明某些团体活动，例如小组诗歌疗法、参加各种娱乐活动，可缓解压力及焦虑紧张的情绪，从而对疾病的预后产生积极的影响。

总之，对食管癌有正确的认知，树立积极向上的治疗态度，努力消除恐惧、烦躁及失望等不良情绪，提高心理韧性，加上正确的心理护理、营养支持、健康教育、定期随访等临床措施，患者的精神状态和生活质量一定能在很大程度上得到改善。

《中国食管癌筛查与早诊早治指南》（2022 版）关键问题摘录与解读指引

一、流行病学问题

（一）临床问题 1：我国食管癌的发病率和死亡率

·我国食管癌负担严重，是恶性肿瘤死亡的主要原因之一。

·我国食管癌发病率呈现出性别、年龄和地区差异。

·我国食管癌死亡率呈现出性别、年龄和地区差异。

★参见正文 P10"我国食管癌发病情况如何"。

（二）临床问题 2：我国食管癌患者的生存率

·我国食管癌的 5 年相对生存率近年来有所提高。

·我国食管癌的 5 年相对生存率呈现出地区和性别差异。

★参见正文 P10"我国食管癌发病情况如何"。

（三）临床问题 3：食管癌发病相关的危险因素和保护因素

危险因素

目前研究已经明确的主要危险因素有以下几条。

·特定的饮食因素：热烫饮食、腌制饮食、辛辣饮食、油炸饮食、高盐饮食、霉变饮食、硬质饮食、快速进食和不规律饮食均会增加食管癌发病风险。

·遗传因素：食管癌家族史与食管鳞癌发病风险之间存在密切关联。父母双方都患有食管癌的个体，食管鳞癌发病风险大幅度增加。

·饮酒：饮酒人群食管癌的发病风险增高。

·吸烟：吸烟人群食管癌的发病风险增高。

保护因素

某些饮食因素是食管癌的保护因素，目前研究已经明确的保护因素有以下几条。

·膳食纤维：与最低膳食纤维摄入人群相比，最高膳食纤维摄入人群食管癌的发病风险降低 48%。

·膳食钙：膳食钙摄入最高者食管癌的发病率降低 20%。

·蔬菜和水果：相比于蔬菜和水果摄入最低者，蔬菜和水果摄入最高者分别可使食管鳞癌发病风险降低 44% 和 47%。

★参见正文 P14"食管癌发病率增加的相关因素是什么"。

二、筛查和早诊早治的结局

（四）临床问题 4：筛查有关食管肿瘤病变的病理分型和病理分期

·食管癌组织学分型包括：鳞状细胞癌（非特殊型）、腺癌（非特殊型）、腺鳞癌、小细胞癌等。

·根据美国癌症联合会 TNM 分期系统（第 8 版），将食管癌病理分期分为 0 期、Ⅰ 期、Ⅱ 期、Ⅲ 期和Ⅳ期。

（五）临床问题 5：早期食管癌和癌前病变定义

·早期食管癌指病灶局限于黏膜层的食管浸润性癌，无论有无区域淋巴结转移。

·食管癌前病变包括食管鳞状上皮细胞异型增生和巴雷特食管异型增生。

★参见正文 P26"什么是早期食管癌"、正文 P35"什么是食管癌前病变？如何应对"。

（六）临床问题 6：食管癌筛查的不良结局事件指标

·食管癌筛查的危害是指与未筛查相比，个人或群体在参与筛查过程中产生的任何负面效应。

·过度诊断是指个体通过参与筛查被诊断为恶性肿瘤，但如果个体未进行筛查，则恶性肿瘤终生不会被发现的情况。

·间期癌是指在常规筛查间隔之间被诊断出的恶性肿瘤。

可能发生的情况

筛查的危害：筛查的危害是指与未筛查相比，个体或群体在参与筛查过程中产生的任何负面效应。

筛查过程的危害包括：因被邀请参加筛查或等待筛查结果而产生的焦虑，以及对自身不良生活方式或寻求健康行为的焦虑。

筛查技术本身的危害包括：从阴性筛查结果得到的保证可能会导致患者忽视自身出现的症状，从而延迟就医，导致间期癌的延迟诊断和可能发生的死亡；内镜检查相关的并发症和感染。

过度诊断：过度诊断是指个体通过参加筛查被诊断为恶性肿瘤，但如果个体未进行筛查，则终生不会发现这些恶性肿瘤。过度诊断会对患者造成较大的心理压力，导致患者高估自己患癌的风险。

假阳性：正常个体可能在筛查试验中获得异常结果。假阳性检测结果可能会引起焦虑和后续个体频繁地检查。

假阴性：由于筛查的手段对于食管癌的检出概率并不能达到100%，食管癌患者可能在筛查中获得正常结果。

内镜检查相关的并发症和感染：筛查可能会导致以下内镜检查相关的罕见但较为严重的并发症，包括穿孔、心肺事件、误吸（食物、水、胃酸或呕吐物进入呼吸道）以及需要住院治疗的严重出血。此外，内镜检查还可能导致感染，相关研究报道有乙肝病毒和幽门螺杆菌感染。

三、人群风险分类

（七）临床问题 7：食管癌高发区的定义

· 建议以县级行政区为单位界定食管癌高发地区。

（强推荐，证据分级：中*）

· 食管癌年龄标化发病率 >15/10 万人的地区为食管

---

*文中的推荐级别与证据等级代表研究数据的可信程度。

癌高发地区，年龄标化发病率 >50/10 万人的地区为食管癌极高发地区。

（强推荐，证据分级：中）

★参见正文 P12 "我国食管癌典型的流行病学特征如何"。

（八）临床问题 8：食管癌高风险人群定义

年龄 ≥ 45 岁，且符合以下任意一项：

· 长期居住于食管癌高发地区。

（强推荐，证据分级：中）

· 一级亲属中有食管癌疾病史。

（强推荐，证据分级：中）

· 患有食管癌前疾病或癌前病变。

（强推荐，证据分级：中）

· 有吸烟、饮酒、热烫饮食等生活和饮食习惯。

（强推荐，证据分级：中）

目前，全球各国发表的食管癌筛查指南或专家共识均建议在高风险人群中进行食管癌筛查，但是各个指南对食管癌高风险人群的判定标准有一定的差异。除了年龄外，国内外大部分指南和专家共识在定义食管癌高风险人群时均考虑了食管癌家族史。

四、筛查起止年龄

（九）临床问题 9：食管癌高风险人群筛查的推荐起止年龄

·推荐高风险人群食管癌筛查起始年龄为 45 岁，至 75 岁或预期寿命 <5 年时终止筛查。

（强推荐，证据分级：中）

我国食管癌年龄别发病率和死亡率在 45 岁之前处于较低水平，自 45 岁之后迅速上升，发病率于 80 ~ 84 岁年龄组达到高峰。

考虑到老年人的身体状况和预期寿命，75 岁及以上老年人参加食管癌筛查的获益和危害难以权衡，且将食管癌筛查终止年龄延后可能导致更高的成本。因此，本《指南》推荐 75 岁或预期寿命 <5 年者终止筛查。

★参见正文 P40 "食管癌筛查人群主要有哪些"。

五、筛查和早期诊断方法

（十）临床问题 10：食管新型细胞收集器筛查食管癌的有效性

· 不推荐使用传统球囊拉网细胞学检查进行食管癌早期筛查。

（弱推荐，证据分级：中）

· 推荐使用食管新型细胞收集器进行巴雷特食管筛查。

（弱推荐，证据分级：中）

· 推荐使用食管新型细胞收集器进行内镜前食管癌初筛。

（强推荐，证据分级：中）

★参见正文 P49"食管癌初筛方法是什么"。

（十一）临床问题 11：食管癌的生物标志物筛查

· 不推荐生物标志物检测用于食管癌筛查。

（强推荐，证据分级：极低）

（十二）临床问题 12：食管癌筛查人群与筛查间隔

· 推荐我国食管癌高风险人群每 5 年进行 1 次内镜检查。

（强推荐，证据分级：中）

·推荐低级别上皮内瘤变者每 1～3 年进行 1 次内镜检查。

（强推荐，证据分级：中）

·推荐低级别上皮内瘤变合并内镜下高危因素或病变长径 >1cm 者每年接受 1 次内镜检查，持续 5 年。

（强推荐，证据分级：中）

·推荐无异型增生的巴雷特食管患者，每隔 3~5 年进行 1 次内镜检查。

（弱推荐，证据分级：低）

·推荐低级别上皮内瘤变的巴雷特食管患者，每隔 1~3 年进行 1 次内镜检查。

（弱推荐，证据分级：低）

★参见正文 P45 "食管癌筛查的时间间隔多长合适"。

（十三）临床问题 13：食管内镜种类的选择

·推荐卢戈液染色内镜或窄带成像（narrow band imaging，NBI）内镜作为食管癌筛查的首选，条件不足者可选择普通白光内镜，有条件者可联合使用放大内镜。

（强推荐，证据分级：中）

· 推荐有条件的医院尝试使用人工智能显微内镜。

（弱推荐，证据分级：低）

· 推荐不能耐受常规通道内镜者尝试经鼻内镜。

（弱推荐，证据分级：低）

★参见正文 P58 "早期食管癌常见内镜检查技术有哪些"。

（十四）临床问题 14：食管内镜检查操作过程

· 建议食管内镜下对全部食管黏膜进行系统的观察，并需要有充分与合理的检查时间。

（强推荐，证据分级：低）

· 内镜检查时间至少持续 7min，观察食管时间 ≥ 3min。

（弱推荐，证据分级：中）

· 推荐使用黏液祛除剂和祛泡剂来提高食管内镜下黏膜的可见度，并要求患者内镜筛查前应禁食 >6h、禁水 >2h。

（强推荐，证据分级：极低）

一般认为内镜检查时间越长则病变的检出率越高，但延长内镜检查时长对镇静要求更高且严重降低患者的耐受性。

检查时间是诊断性内镜检查中最主观的操作员因素之一。理想情况下，内镜检查时间越长，内镜检查期间高危病变的检出率越高。然而，在临床实践中，时间有限且延长内镜检查过程会降低患者的耐受性，并将对内镜检查中心产生重大的资源影响。

（十五）临床问题 15：正电子发射计算机断层扫描（PET-CT）筛查食管癌的有效性

· 不推荐使用 18- 氟 -2- 脱氧葡萄糖正电子发射断层扫描（FDG-PET）检查进行食管癌早期筛查。

（弱推荐，证据分级：中）

· 不推荐使用 PET-CT 检查进行食管癌早期筛查。

（弱推荐，证据分级：低）

六、针对不同筛查结果的治疗与管理

（十六）临床问题 16：食管癌早期的治疗方法

· 推荐早期食管癌内镜治疗前通过内镜检查评估病变范围、分期以及浸润深度。

（强推荐，证据分级：中）

·对于符合内镜下切除的绝对和相对适应证的早期食管癌患者，推荐进行内镜下切除，首选内镜黏膜下剥离术（ESD）；病变长径≤10mm时，如果能保证整块切除，也可以考虑内镜下黏膜切除术（EMR）治疗。

（强推荐，证据分级：高）

·对采用EMR切除后的早期食管腺癌患者，推荐在EMR切除后进行射频消融治疗，提高治愈率、降低食管狭窄与穿孔的发生率。

（弱推荐，证据分级：高）

·内镜下射频消融术（RFA）可用于治疗局限于黏膜固有层以内的食管鳞癌。因病灶过长、近环周等原因难以整块切除或患者不耐受内镜切除术时可考虑内镜下RFA。

（弱推荐，证据分级：中）

·对于病变浸润深度达到黏膜下层（>200μm）的T1b期食管癌患者，有淋巴结或血管侵犯，肿瘤低分化（≥G3），应行食管切除术，拒绝手术或手术不耐受者可行同步放化疗。

（强推荐，证据分级：中）

★参见正文 P64"食管癌的治疗方式与什么有关"、正文 P69"哪些食管癌可以直接采用内镜治疗"、正文 P73"早期食管癌内镜下治疗有哪些常用方法"。

(十七) 临床问题 17：食管癌前病变的早期治疗方法

·病理学显示食管鳞状上皮低级别上皮内瘤变，但内镜下有高级别病变表现，或合并病理学升级的危险因素者可行内镜下切除，未行切除者应 3 ~ 6 个月内复查内镜并重新活检。因病灶过长、近环周等原因难以整块切除或患者不耐受内镜切除术时可考虑应用 RFA。

（强推荐，证据分级：中）

·病理学显示鳞状上皮高级别上皮内瘤变且经内镜或影像学评估无黏膜下浸润和淋巴结转移者，推荐内镜下整块切除。因病灶过长、近环周等原因难以整块切除或患者不耐受内镜切除术时可考虑应用 RFA。

（弱推荐，证据分级：中）

·巴雷特食管伴黏膜低级别异型增生（LGD）的患者推荐内镜下射频消融治疗，未行治疗者每 6 ~ 12 个月随访 1 次。巴雷特食管伴黏膜高级别异型增生（HGD），首选内镜下切除后行 RFA。

（强推荐，证据分级：高）

（十八）临床问题 18：食管癌和癌前病变患者的治疗后管理

·病灶超过食管周径 3/4 的食管癌和癌前病变行内镜切除术后应积极预防食管狭窄，推荐局部注射类固醇、口服类固醇和球囊扩张。

（强推荐，证据分级：高）

·早期食管鳞癌及癌前病变内镜治疗后第 1 年每 3 ~ 6 个月应复查，包括上消化道内镜及其他相应检查，若无明显异常，第 2 年开始可每年进行 1 次复查。

（弱推荐，证据分级：低）

·建议在内镜切除或射频消融治疗巴雷特食管相关 LGD、HGD 或早期腺癌后定期进行内镜随访。

（强推荐，证据分级：高）

★参见正文 P79"早期食管癌内镜治疗后如何复查及随访"。

七、实施相关情况

(十九) 临床问题 19：开展食管癌筛查医师应具备的能力

·食管癌筛查内镜医师应清楚了解食管的解剖学特征，具备一般内镜检查能力，开展内镜诊疗工作不少于 5 年，取得主治医师及以上专业技术职务任职资格。每位内镜医师至少有 300 例食管内镜诊疗操作的个人经验。内镜医师满足培训标准，可以进行食管癌内镜筛查。

（强推荐，证据分级：低）

(二十) 临床问题 20：食管癌筛查质量控制

·推荐将食管癌早期诊断率、染色内镜使用率作为食管癌筛查质量控制指标。

（强推荐，证据分级：低）

食管癌诊断时的临床分期是食管癌预后的最主要决定因素，增加早期食管癌的检出比例是食管癌筛查的直接目标。早期食管癌内镜下改变不明显，其诊断需要内镜医师仔细观察。因此，推荐将食管癌早期诊断率（单位时间内上消化道内镜检查发现早期食管癌患者数占同期上消化道内镜检查发现食管癌患者总数的比例）作为食管癌筛查质量控制指标之一。